ÉCOLE RÉORGANISÉE
DE MÉDECINE ET DE PHARMACIE
DE TOURS

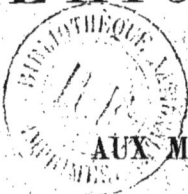

L'HYGIÈNE MODERNE

ET L'ASSISTANCE

AUX MÈRES ET AUX NOUVEAU-NÉS

DISCOURS

PRONONCÉ PAR

LE Dr Ad. THIERRY

PROFESSEUR DE CLINIQUE OBSTÉTRICALE

A l'occasion de la Rentrée Solennelle

PRÉSIDÉE PAR M. GONS

RECTEUR DE L'ACADÉMIE DE POITIERS

1896

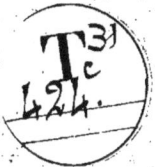

TOURS

IMPRIMERIE DESLIS FRÈRES

L'HYGIÈNE MODERNE

ET L'ASSISTANCE

AUX MÈRES ET AUX NOUVEAU-NÉS

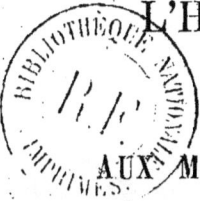

ÉCOLE RÉORGANISÉE
DE MÉDECINE ET DE PHARMACIE
DE TOURS

L'HYGIÈNE MODERNE

ET L'ASSISTANCE

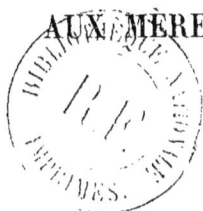

AUX MÈRES ET AUX NOUVEAU-NÉS

DISCOURS

PRONONCÉ PAR

Le Dᴿ Ad. THIERRY

PROFESSEUR DE CLINIQUE OBSTÉTRICALE

A l'occasion de la Rentrée Solennelle

PRÉSIDÉE PAR M. CONS
RECTEUR DE L'ACADÉMIE DE POITIERS

1896

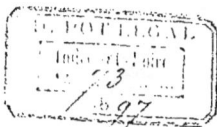

TOURS
IMPRIMERIE DESLIS FRÈRES

—

MONSIEUR LE RECTEUR,

MESSIEURS,

Depuis un certain nombre d'années, au sein des Socié-
tés savantes, dans les enceintes législatives, dans le livre,
la presse, périodiquement, une voix s'élève pour dénoncer
le péril national qu'entraîne fatalement l'affaiblissement
progressif de la population. La France se dépeuple,
crie-t-on éperdument ; la vieille race gauloise s'amoin-
drit et penche vers la ruine !

Au grand siècle, les sujets du grand roi formaient plus
des deux cinquièmes de la population européenne. Après
les guerres et les disettes, la France de 89 se maintenait
numériquement à peu près au premier rang, — et les
légions de Valmy, de Jemmapes, pouvaient tenir tête à
l'Europe, et écraser l'invasion. Depuis, nous avons
connu la détresse des faibles, et fléchi sous la poussée
formidable de l'étranger. Les armées ennemies ont foulé
le territoire, et la populeuse Allemagne a proclamé la
toute-puissance brutale du nombre, sur l'héroïsme et la
supériorité morale du vaincu.

Cette douloureuse expérience de l'année terrible n'a

pas ralenti notre décadence numérique. Présentement réduite au dixième de la population de l'Europe, la patrie française s'achemine, sans arrêt, vers la condition des États tout à fait secondaires, vers la déchéance suprême. Encore un siècle, et la France pèsera, dans les destinées des peuples, le poids d'une Espagne appauvrie, d'une Athènes noyée dans le flot montant des nationalités voisines. Et déjà l'on suppute l'heure où cette race, — qui, à l'instar des civilisations antiques, a dominé le monde de son génie incomparable, et projeté sur l'humanité entière les plus vives lueurs, — aura disparu, et ne vivra plus que par la mémoire des grandes œuvres enregistrées par l'histoire, et par les indestructibles épaves, que l'industrie et les arts auront imposées au respect posthume des envahisseurs!

Comment un peuple, en pleine paix, à l'abri des calamités meurtrières qui déciment les générations, dans le complet épanouissement de son activité intellectuelle et du progrès scientifique, peut-il ainsi choir et fermer son avenir?

Une nation ne s'accroît, nous enseignent les démographes, que par l'excédent de ses naissances sur les décès; — et sa prépondérance ne s'affirme qu'autant que la progression de sa natalité suit celle des nations rivales. Or, les données extraordinairement concordantes de la statistique nous montrent que la France est, de tous les États de l'Europe, celui dont la proportion des naissances est la plus faible. Au point que, dans ces dix dernières années, le profit sur les pertes de chaque exercice s'est graduellement abaissé de six à deux, à un par groupe de mille individus, — jusqu'à ce que la natalité soit descendue sensiblement au-dessous de la mortalité.

Pour combler les vides, pour maintenir stationnaire le résultat des recensements, les frontières ont dû s'ouvrir et donner asile à plus d'un million d'étrangers. Il a fallu subir le tribut du mouvement d'émigration échappé à la pléthore des pays voisins, l'Angleterre, l'Allemagne, — dont le nombre d'habitants s'accroît chaque année d'un demi-million, et dont la population et les ressources militaires auront doublé dans l'espace d'un demi-siècle.

D'aussi graves et troublantes constatations, rigoureusement établies par nos statisticiens les plus éminents, devaient émouvoir les esprits soucieux de la grandeur de la patrie, et provoquer les méditations spéculatives des penseurs. Philosophes, démographes, économistes, ont soumis à leurs investigations cette fécondité défaillante de la race française, et recherché à quel besoin profond, à quels mobiles matériels et moraux elle obéissait, dans les conditions actuelles de l'ordre social. Tous ont proclamé la nécessité de réformes dans notre régime fiscal, civil et militaire; et tous, sans retourner à la tradition romaine de la prime directe au mariage et à la fécondité, ont insisté particulièrement sur une réglementation plus équitable des charges qui pèsent sur la famille, et en paralysent l'essor.

Mais la formule applicable aux améliorations sociales est complexe ; l'œuvre du législateur est lente ; les bonnes lois de salut public tardent; et nous attendons toujours les neuf cent mille naissances qui, chaque année, manquent, pour reprendre rang parmi les premières nations civilisées.

Les hygiénistes, de leur côté, ont abordé le problème; et, s'écartant de la question controversée de la natalité, ils ont dirigé leurs efforts vers un autre facteur de la dépopulation, la mortalité. La dîme, annuellement prélevée en France par la mort, est considérable, hors de proportion avec les avantages d'une situation géographique exceptionnelle, et d'un territoire remarquablement fertile et salubre. Elle l'emporte notablement sur la léthalité de l'Angleterre, de la Belgique, du Danemark, des États Scandinaves. Pour être ramenée aux proportions équivalentes à celle de ces derniers États, notre mortalité devrait être, chaque année, allégée de cent cinquante mille décès. — Cet abaissement mortuaire réaliserait, d'ailleurs, à notre profit, une économie de six existences par millier d'habitants, et nous permettrait de relever sensiblement les chiffres de notre population. Nous pourrions atteindre la moitié de l'excédent de l'Angleterre et de l'Allemagne, et pallier au danger actuel, au moins dans ses conséquences les plus prochaines.

L'hygiène moderne est en mesure d'accomplir cet
enviable résultat, et peut rendre au pays sa sécurité
menacée, en réduisant — d'après le Dr Rochard — d'au
moins un quart, le lourd tribut qu'il paye à la mort.
Délivrée de l'empirisme d'un autre âge, éclairée par la
connaissance exacte des agents de destruction qui nous
environnent, servie par des méthodes sûres, précises,
elle est armée pour triompher des fléaux acharnés après
la fragile humanité. Partout, dans l'eau, dans l'air, dans
les poussières, dans les matières alimentaires, en nous-
mêmes, elle poursuit et combat les germes de la maladie.
Elle fortifie, développe, aguerrit notre organisme, et le
rend réfractaire aux influences nocives du milieu cos-
mique. Allant plus loin dans la voie de la prophylaxie,
— à défaut d'immunités naturelles, laborieusement
acquises, — elle nous confère, extemporanément, par
le vaccin, par les inoculations préventives, l'invulnéra-
bilité contre les mortelles atteintes de quelques-uns de
nos pires ennemis.

L'ère est ainsi fermée aux grandes épidémies, aux
vastes hécatombes, dont la violence soudaine et mysté-
rieuse jetait autrefois l'épouvante. Lentement, mais
sûrement, la science déblaye de ses ronces empoisonnées
le chemin de l'humanité, et répand le viatique salutaire,
qui conduit le pèlerin docile au bout de la route. Elle
ajourne à l'heure normale les moissons aveugles et pré-
maturées qui fauchent l'existence humaine dans sa fleur,

avant qu'elle n'ait donné son fruit: elle conserve, suivant la parole antique, « à l'année son printemps » ; à la patrie ses défenseurs et sa richesse; au foyer familial, les affections les plus chères, les espérances les plus légitimes.

C'est le jeune âge que les coups du sort éprouvent le plus durement. Sur cent nouveau-nés, trente-quatre, chiffre moyen, n'atteignent pas la fin de leur première année. Plus de dix-sept millions d'enfants, depuis un siècle, d'après le Dr Rodet, auraient, avant l'âge d'un an, péri en France. Cette mortalité est d'ailleurs inégalement répartie, suivant le milieu social. Abaissée à huit ou dix pour cent, là où les exigences de l'hygiène sont observées, elle s'élève aussitôt à quarante, soixante, quatre-vingt-dix pour cent, où la coutume est régie par l'ignorance et la misère. « Aux cinquante mille enfants trouvés qui meurent annuellement, — écrit, en 1876, le savant Dr Brochard, — il faut ajouter cent mille nourrissons, qui meurent chaque année de faim, de misère, faute de surveillance; et cinquante autres mille nourrissons qui succombent en rentrant dans leurs familles, par suite des mauvais soins qu'ils ont reçus chez leurs nourrices. — C'est donc deux cent mille nouveau-nés qui meurent tous les ans, faute de soins. »

Ces évaluations terrifiantes commandent autre chose qu'une attention distraite et dédaigneuse. Outre qu'elles sollicitent un profond sentiment de pitié humaine, elles

inspirent un devoir impérieux de solidarité sociale, elles
évoquent l'intérêt suprême de la patrie. Tant d'existences
ne peuvent être indéfiniment immolées au Moloch sinistre
de notre civilisation ; et les pourvoyeurs du fléau mons-
trueux doivent être poursuivis, et combattus avec obsti-
nation et sans trêve.

Les prévisions les moins optimistes évaluent à cent
mille enfants l'épargne annuelle, que pourrait réaliser,
sur la maladie et la mort, l'application rationnelle et
rigoureuse des principes modernes de l'hygiène. — Les
mesures de préservation doivent d'ailleurs être hâtives,
et commencer dès la première heure de l'existence. L'enfant, violemment jeté à la lumière, meurtri, douloureu-
sement impressionné par les contacts ambiants, se
trouve, dès le premier vagissement, aux prises avec les
agents de mort. La lutte commence, inégale, incessante
pour ce frêle organisme, — d'autant plus vulnérable qu'il
est plus étranger à l'attaque, et qu'il a moins de réserve
vitale à mettre en action. Impuissant par lui-même, il
attend son salut de la protection attentive qui écarte le
danger, et de la mamelle qui le nourrit, le développe et
accroît sa résistance. Malheur au berceau autour duquel
règnent l'incurie, la misère et l'abandon ! L'atteinte
aiguë du froid, un air insalubre, un lait altéré, blessent
et troublent les organes, empoisonnent les sources de la
vie naissante, et l'enfant rapidement dépérit et meurt.
Combien échappent à la vigilance la plus scrupuleuse,

aux attentions les plus éclairées ? Et quels désastres,
quand les malheureux petits êtres tombent à la merci de
pratiques barbares, et de procédés ignorants ou cou-
pables ?

La mère, avec son instinctive tendresse, instruite
de ses devoirs, et soumise, dans la mesure de ses forces,
à son rôle sacré de nourrice, telle est la sauvegarde natu-
relle et la plus sûre du nouveau-né. C'est au défaut de
soins maternels que le regretté D⁣r Lagneau attribue la
mortalité de plus d'un sixième des enfants frappés avant
l'âge d'un an. Toute société prévoyante doit donc, dans
ses œuvres d'assistance aux déshérités, mettre au premier
rang celles qui ont pour but d'assurer le plein accomplissement de la fonction maternelle, et de conserver l'un à
l'autre, la mère et l'enfant.

Un des plus anciens modes de protection de la mère
nécessiteuse et délaissée, fut — dès le xiiiᵉ siècle, en
France — l'hospitalisation, aux derniers moments de la
grossesse. A nulle autre époque de son existence, la
femme n'a besoin de consolations et de secours, plus qu'à
cette heure émouvante et grave de la délivrance, où se
décide le sort de deux êtres, — où deux vies, jusqu'alors
confondues, se séparent violemment, et conquièrent leur
indépendance, aux prix de cruels déchirements et de ter-
ribles angoisses morales. — Aux parturientes malheureuses, que la misère ou la faute privent d'un foyer

secourable, la charité publique doit un abri sûr et tuté-
laire.

Bien précaire et bien périlleuse était autrefois l'hospitalité réservée aux femmes en couches ; et, de nos jours,
nous avons peine à nous représenter les « gésines » du
temps passé, — les réduits obscurs et humides, puants
et encombrés, où pêle-mêle, femmes enceintes ou accouchées, malades ou valides, nourrices et nourrissons
étaient confondus, réunis deux, trois et quatre dans le
même lit. « Il est contre l'intérêt de la société, — écrivait,
dans un mémoire célèbre sur les hôpitaux de Paris, un
chirurgien de la fin du siècle dernier, Tenon, — de coucher, comme on fait à l'Hôtel-Dieu, des femmes grosses
saines, avec des malades ; des malades de maladies
ordinaires, avec des galeuses, et, dans les mêmes lits,
des accouchées bien portantes, avec celles qui sont
atteintes de maladie, même avec d'autres accouchées
frappées de maladies épidémiques et contagieuses. »

Les conséquences d'une pareille promiscuité étaient
épouvantables ; la fièvre décimait les deux tiers des malheureuses accouchées ; parfois même, la contagion attei-
gnait et tuait dix-neuf femmes sur vingt. Tenon s'éleva
contre un tel malheur public et demanda la création,
loin de tous les autres services de malades, d'un hôpital
spécial pour les accouchements, où les femmes trouve-
raient chacune un lit particulier, et l'isolement approxima-
tif, que commandaient les plus élémentaires précautions.

Ce premier projet de « Maternité » reçut son exécution à Paris, en 1795. L'emplacement fut emprunté à la vieille abbaye de Port-Royal, dont les locaux furent très imparfaitement appropriés à leur nouvelle destination. Dans des salles basses, petites et mal aérées, les accouchées retrouvèrent l'encombrement permanent, et la maladie avec tous ses dangers de propagation. La contagion, qui avait désolé l'ancien office de l'Hôtel-Dieu, continua ses ravages et multiplia ses victimes, — déjouant tous les efforts, et défiant les ressources impuissantes de l'art.

Les années se succédèrent, et la mortalité puerpérale persista, tenace, désespérante, oscillant entre des moyennes de quatre à dix, et vingt décès sur cent accouchées, — ou procédant par explosions épidémiques qui frappaient la presque totalité des femmes en couches.

Trousseau calculait que, si la mortalité des accouchées, telle qu'elle sévissait dans l'hôpital modèle de Beaujon, vers 1856, eût été type pour tout le pays, sur les neuf cents à neuf cent cinquante mille accouchements qui s'y font par an, il y eût eu quatre-vingt mille décès, et la France eût été un désert en moins de cinquante ans.

A la Maternité de Paris, invariablement mourait une femme sur dix-neuf, et certaines épidémies, comme celle du mois de mai 1856, enlevaient trente et une accouchées sur trente-deux, dans l'espace de dix jours. « Je voyais des femmes entrer à l'hôpital bien portantes, pleines de vie, — s'écriait Tarnier, — et, vingt-quatre ou

quarante-huit heures après, j'assistais à leur agonie.
C'était un spectacle épouvantable. »

L'hospitalisation, ainsi meurtrière, demeurait un épou-
vantail pour les malheureuses contraintes de s'y aven-
turer. Elle était un sujet de découragement et de tristesse
pour les hommes de l'art, réduits à cette amère constata-
tion, qu'il était moins dangereux pour une femme d'ac-
coucher en pleine rue, sans secours, que dans les salles
de la Maternité ou de la Clinique.

Le mal, comparable au plus terrible des fléaux, était-il
donc sans remède, et planait-il sur les descendantes
d'Ève avec l'inéluctable fatalité d'un génie occulte et
insaisissable, que nulle puissance ou incantation
humaine ne devait conjurer ?

Le problème provoquait de patientes recherches et soulevait de longs débats parmi l'élite du monde médical.
Certains esprits étaient surtout frappés par la perturba-
tion générale, profonde et rapide, que la fièvre puerpérale imprimait à l'ensemble des fonctions organiques ; —
d'autres arrêtaient plus volontiers leur attention sur
l'altération locale, la lésion tangible des organes blessés
dans l'acte de la parturition.

La manifestation dominante est la généralisation du
mal à l'économie entière, soutenaient les premiers ; et
cette sorte d'empoisonnement soudain, total, hors de
proportion, le plus souvent avec les lésions anatomiques
— lesquelles ne peuvent être que secondaires — ne

s'explique que par l'invasion d'un principe extrinsèque, pernicieux, délétère, impénétrable dans son essence. Ce principe, ripostaient les contradicteurs, est une fiction, une invention fantaisiste ; il ne répond à aucune réalité, ne tombe pas sous les sens, et ne peut être défini, précisé. Il n'y a d'interprétation rationnelle que celle qui s'appuie directement sur des faits positifs, sur les modifications matérielles des organes. La lésion locale est la seule apparente, observable ; — donc elle est capitale, primordiale ; en elle réside toute la fièvre puerpérale.

Ces conceptions, diamétralement opposées, n'allaient pas sans d'autres opinions intermédiaires, conciliatrices, lesquelles jetaient encore l'obscurité et la confusion dans les débats.

Notre illustre compatriote, Trousseau, eut l'insigne honneur, en cette longue et mémorable discussion à l'Académie de Médecine, en 1858, d'apporter le plus de lumière et de pressentir la solution véritable. Pour lui, les désordres généraux n'existaient pas et ne se concevaient pas sans désordres locaux. Ceux-ci ne suivaient pas, mais précédaient l'invasion générale. La plaie puerpérale était nécessaire, mais elle n'était pas pour cela la maladie ; elle n'en constituait que l'accident occasionnel, la voie de pénétration. Il fallait qu'il s'y ajoutât un élément nouveau, *quelque chose de spécifique*.

Au-dessus des manifestations morbides — les dominant et leur imprimant leur caractère propre — il y avait la cause toute particulière engendrant des effets particuliers ; il y avait le *virus générateur*, le *levain*, chose non pas nébuleuse, mais réelle et palpable, qui, introduit dans l'économie, y développait une matière malfaisante, semblable à celle dont il était issu. Il y avait la *semence* qui, dans le sillon ouvert, tombe, germe, et fructifie avec ses caractères spécifiques. En réalité, la fièvre des accouchées, comme celle des blessés ordinaires, procédait d'une *plaie infectante*, et sa nature infectieuse relevait d'un *miasme contagieux*, commensal habituel des salles de chirurgie et d'accouchements, dont la malignité s'exerçait tantôt isolément, tantôt sous forme épidémique.

Cette conception de l'infection puerpérale, d'où se dégageait naturellement et nécessairement l'idée de contagion, devançait, d'une manière inattendue et lumineuse, la découverte moderne des germes morbides. De nos jours, elle met en pleine clarté la haute portée de cette doctrine de la spécificité, qu'édifia le génie de Bretonneau, et dont les tendances novatrices, les aperçus originaux et généralisateurs, créèrent et imposèrent la notion de l'espèce en nosologie, — et apportèrent la révélation des causes morbides spécifiques, jusqu'alors insoupçonnées, et que devaient mettre en évidence, et en quelque sorte matérialiser, les acquisitions successives de la science et les travaux prodigieux de Pasteur. A l'illustre initiateur de cette doctrine féconde, aux apôtres éminents qui

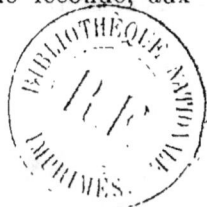

3

l'étendirent et la vulgarisèrent : à Bretonneau, à Trousseau, à Velpeau, dont les noms ont fait la célébrité de
cette École de Tours, nous devions, au passage, le salut
de notre filiale et profonde admiration !

Cependant la dialectique brillante et ingénieuse de
Trousseau n'avait pas triomphé dans l'esprit de tous ses
savants collègues ; — les uns, demeurant fidèles à l'idée
d'essentialité pure de la fièvre puerpérale ; les autres, à
l'exclusivisme de la localisation anatomique.

Un point, capital d'ailleurs, restait obscur et devait
rendre indécises les convictions. Un principe contagieux
était affirmé, mais non démontré ; il échappait aux moyens
ordinaires d'investigation ; et sa nature, son mode d'action, les conditions de sa nocivité demeuraient mysté-
rieux.

Aucune solution pratique ne vint clore la discussion
de l'Académie. L'on continua de « regarder la fièvre
puerpérale, ainsi que l'écrivait le professeur Léon Le Fort,
comme une sorte de génie malfaisant qui voltige dans
l'air et se pose tantôt sur un hôpital, tantôt sur un autre ».
Les hypothèses creuses, sur la nature du mal, n'engen-
drèrent que méthodes incertaines et illusoires pour le
combattre. Les améliorations nouvelles, — tentées dans
les maternités en vue de prévenir l'encombrement, d'assurer l'aération, la propreté des salles, et la répartition
en des locaux distincts des accouchées saines et des
accouchées malades, — n'abaissèrent pas le chiffre de la

léthalité. Malgaigne relevait, dans les tables mortuaires des hôpitaux de Paris, pour les années 1861-1862, la proportion, aujourd'hui fabuleuse, de onze cent soixante-neuf femmes en couches ; et Le Fort ne tardait pas à produire des statistiques pleines de faits et d'enseignement, où la mortalité des établissements maternels apparaissait énorme, comparée à celle des accouchements à domicile. Le discrédit s'appesantissait sur les agglomérations hospitalières, et la suppression s'en imposait à l'opinion du plus grand nombre. L'assistance domiciliaire, avec l'isolement naturel des parturientes, — si misérables d'ailleurs et si insalubres que fussent les conditions du milieu social, — était dès lors considérée comme le souverain remède et la ressource suprême.

Cependant, l'idée de la contagiosité de la fièvre puerpérale gagnait du terrain, et substituait peu à peu ses formules précises et pratiques, aux conceptions vagues et stériles de l'épidémicité.

D'éminents observateurs s'en étaient faits les ardents protagonistes à l'étranger : — Kneeland, dès 1846, en Amérique, et Semmelweis, l'année suivante, en Autriche. Le savant clinicien de Vienne avait établi, par des faits merveilleusement observés, et des expériences concluantes, les preuves de la contagion ; et, l'attribuant aux souillures cadavériques dont les étudiants étaient les agents de transport, dans les services d'accouchements, il avait logiquement institué la règle de la désinfection par les solutions de chlorure de chaux.

En France, où les précédents travaux n'avaient eu aucun retentissement, Tarnier, avec ses recherches sur les maladies des femmes en couches parues en 1857, apportait à la doctrine contagioniste la sanction décisive des méthodes d'observation et d'expérimentation. Pour le jeune auteur, l'immunité apparente des accouchées à domicile, que mettaient en évidence les relevés comparatifs de mortalité dans la pratique hospitalière, et dans la pratique civile, n'était attribuable qu'à l'éloignement de tout voisinage et tout contact suspects. Il ne suffisait pas que la disposition architecturale d'un établissement partageât en divisions distinctes les femmes enceintes, les accouchées valides, et les accouchées malades ; il fallait qu'aucune communication ne fût établie, même indirectement, entre les hospitalisées, soit par l'usage en commun d'objets de première nécessité — matériel de pansement ou lingerie, — soit par le personnel des assistants, étudiants ou infirmières, ou par tout autre intermédiaire.

L'isolement, pour être efficace, devait être complet, absolu ; et Tarnier en réalisait les conditions essentielles et méthodiques dans un pavillon devenu célèbre, où chaque accouchée avait sa chambre particulière ; chaque chambre, une porte et une fenêtre directement ouvertes au dehors, sans aucune communication avec les autres chambres ou corridors voisins. Toute accouchée malade avait une garde spéciale, à qui étaient formellement interdits tout rapport avec le reste du personnel, et l'entrée des autres chambres. Aussitôt évacuées, les chambres étaient lavées du sol au plafond; le mobilier, la literie, devaient subir un lavage et un lessivage également scrupuleux.

Ces mesures rigoureuses d'hygiène préventive amenèrent les résultats attendus. Un seul cas de mort se produisit sur cent dix accouchements, qui se pratiquèrent en l'espace d'une année, dans le pavillon Tarnier.

Mais la réalisation de l'isolement soulevait de grandes difficultés matérielles au point de vue de l'administration et de l'enseignement ; la pratique ne pouvait en être généralisée, ni le bénéfice étendu à toutes les mères nécessiteuses. Une méthode, pour conquérir tous les suffrages, devait cependant procurer aux parturientes groupées sous le même toit, la même sécurité qu'aux isolées. Ce progrès allait s'accomplir.

Une lumière soudaine, éclatante, dissipait les ténèbres dont s'enveloppait le mécanisme intime de la contagion. Le génie de Pasteur arrachait à son mystère, le fauteur de toutes les hécatombes puerpérales, et découvrait l'agent immédiat de l'infection, dans un organisme microscopique, soumis aux lois essentielles de tout ce qui est doué de vie; et dont la ténuité même, la vitalité spéciale, les appétits particuliers, l'action destructive et toxique sur les organes, constituaient toute la puissance néfaste.

La connaissance exacte du microbe puerpéral, des conditions de sa dissémination et de sa malfaisance, de sa vulnérabilité, appelait une thérapeutique nouvelle, immédiatement dirigée contre l'agent infectieux. Inaugurée par J. Lucas-Championnière, en 1878-1879 ; perfectionnée par la jeune école d'accoucheurs, Tarnier, Pinard, Budin ; dotée, par la chimie, de préparations merveilleusement actives, et, par l'industrie, d'un outillage puissant ; la méthode antiseptique exerçant à la fois son action sur l'habitation, le matériel et tous les objets de service, sur la femme assistée et sur tout le personnel assistant, détruisait, annihilait, partout où elle pouvait l'atteindre, le germe de la maladie et de la mort, et se rendait définitivement maîtresse de l'infection puerpérale.

Dès lors, les maternités, naguère proscrites et vouées à une nécrologie lamentable, redevenaient en faveur. On les reconstruisait, on les transformait, en leur donnant une organisation complètement en rapport avec les données de l'hygiène moderne. La mortalité diminuait comme par enchantement. La contagion dans les services les plus fréquentés ne fait plus actuellement que quatre ou cinq victimes sur plus de deux mille accouchées ; la maladie tend à devenir de plus en plus l'exception. L'hospitalisation, loin de troubler l'acte physiologique de l'accouchement, en garantit le normal accomplissement, et procure à la mère pauvre une sécurité que peut lui envier la femme fortunée.

Cet immense bienfait n'est pas demeuré le privilège exclusif de Paris, où l'assistance publique dépense sans compter, transforme et multiplie ses établissements de bienfaisance ; il s'est étendu à la province, dans tous les centres, où s'est rencontrée, comme dans cette ville, — et il m'est particulièrement agréable de le proclamer, — une administration hospitalière consciente de ses devoirs, et disposée à tous les sacrifices imposés par le progrès, pour améliorer la condition de ceux qu'oppriment doublement la misère et la souffrance.

La science, en éloignant des berceaux l'image lugubre des tombes maternelles, n'a pas accompli toute l'œuvre de préservation que la société doit à la mère et au nouveau-né. Elle doit à l'enfant plus qu'un sourire attristé, plus qu'une mamelle appauvrie ; elle lui doit une mère vaillante que n'ont point épuisée de longues et douloureuses privations, que n'affligent et ne désespèrent point la misère présente et l'inquiétude de l'avenir, que console et flatte l'espoir de remplir ses devoirs de nourrice. Pour atteindre ce but, la femme doit être secourue, non seulement au moment de ses couches, mais pendant la grossesse, et longtemps après la délivrance.

Multiples sont les formes que peut revêtir la charité publique ou privée au profit de l'assistance maternelle. Mais les œuvres les plus importantes et les plus directement soumises à une action médicale, en raison de leur spécialisation et de la surveillance qu'elles comportent, sont les asiles-ouvroirs et les asiles de convalescence, — refuges ouverts aux plus malheureuses, aux plus déshéritées d'entre les mères, aux délaissées qu'une grossesse irrégulière laisse sans logis et sans ressource.

Les Maternités n'admettent leurs pensionnaires que dans les derniers jours de la gestation, trop tard souvent pour prévenir les effets lamentables de fatigues prolongées, ou les complications que peut amener une maladie ou une infirmité restées inaperçues.

La condition navrante des mères délaissées, devenues impuissantes au travail, à bout de ressources et traînant une existence misérable et vagabonde, a été dépeinte, sous des couleurs vives, par un des maîtres de l'obstétrique contemporaine, le professeur Pinard : « Domestiques, ouvrières, employées dans les usines et dans les magasins, écrit-il, dès que leur situation, qu'elles se sont efforcées longtemps de dissimuler, se découvre, elles sont congédiées. Elles voudraient travailler, elles ne le peuvent plus. Repoussées de l'usine, de l'atelier, du magasin, de la ferme, de la maison, parce que leur état ne leur permet plus de remplir les conditions de travail exigées d'elles, parce qu'elles seraient aussi d'un exemple déplorable pour leurs compagnes, une honte pour leur entourage ou leurs parents, chassées par leur famille, bien souvent ces malheureuses sont, on peut le dire, jetées sur la voie publique comme des pestiférées. Errant de place en place, refusées partout, elles deviennent la proie d'exploitations honteuses et inhumaines, elles échouent dans des taudis infects où elles se nourrissent juste avec assez de pain pour ne pas mourir de faim. Et encore, se dépouillent-elles de leurs vêtements pour payer leur nourriture !... »

Un tel dénûment ne peut-il conduire aux pires conséquences, aux résolutions désespérées, parfois au crime ? — Toutes les souffrances endurées par la mère retentissent sur l'enfant, qui, frappé dans ses œuvres vives, peut mourir prématurément, ou naître chétif, débile, victime toute désignée pour grossir le chiffre de la mortalité infantile.

Un asile s'impose donc pour recueillir, dans les derniers mois de la grossesse, dès que les ressources s'épuisent ou que la santé chancelle, les malheureuses en quête d'un asile sûr et discret. Placées à l'abri du besoin, elles recevront les soins spéciaux que comporte leur situation ; les maladies, telles que l'albuminurie et l'éclampsie, seront prévenues et cesseront d'être meurtrières ; certains accouchements réputés graves pourront être prévus et seront l'objet de soins préventifs et efficaces ; enfin, la gestation se poursuivra jusqu'au terme assigné par la nature, assurant à l'enfant un développement aussi parfait et aussi complet que possible.

Les grandes villes, Paris, Lyon, Nantes, sont dotées de ces refuges, où les femmes légitimes, pauvres et abandonnées, les filles-mères délaissées, sont admises, sans être astreintes à aucune des formalités qui réglementent l'admission à titre gratuit dans les hôpitaux. En échange de la quiétude morale et du secret qui leur sont offerts, on n'exige que la soumission à la discipline douce et familiale de l'ouvroir, et l'accomplissement de la tâche facile et rémunératrice qui leur est confiée.

Cette œuvre des asiles-ouvroirs intervient à la fois en faveur de la mère et de l'enfant, et répond par conséquent à une double obligation d'humanité. Mieux que l'institution surannée des tours, elle est un des moyens les plus puissants et les plus efficaces de préservation contre la mortinatalité, l'infanticide et l'abandon. A tous ces titres, elle mérite l'attention et les suffrages des administrations compétentes et de la philanthropie privée; elle peut prétendre à tous les subsides, à toutes les dotations, s'il est vrai, d'après les belles paroles de Lamartine, qu' « un seul crime, un seul vice, un seul « désordre, ruine plus une société que mille actes de « bienfaisance ».

Les asiles de convalescence répondent à un besoin qui n'est pas moins impérieux. Dès la délivrance, la femme, reprise par la préoccupation du lendemain, — poussée par la nécessité du gagne-pain pour elle-même, parfois pour plusieurs enfants ou pour de vieux parents, — déserte hâtivement le lit hospitalier. Cette sortie préma-

turée des nouvelles accouchées, encore affaiblies, ébran-
lées dans tout leur être, particulièrement sensibles à
toutes les contagions, entraîne les plus grands dangers.
Que d'imprudentes ont ainsi, par caprice ou par nécessité, perdu la vie, ou compromis irrémédiablement leur
santé et leur fécondité future.

L'accouchée ne doit se lever que du dix-huitième au
vingt-cinquième jour, et ne peut vaquer au dehors avant
la fin de la quatrième ou de la cinquième semaine. Toute
infraction à cette règle est dangereuse pour la mère, et
préjudiciable également au nouveau-né. Car l'enfant doit
être allaité au sein maternel pendant la durée de l'hospitalisation. A cette obligation de l'allaitement, parfois
la mère cherche à se soustraire et s'attire quelque contrainte. Mais l'instinct maternel, d'abord étouffé sous
le poids de la souffrance, ou par les suggestions de
l'égoïsme, s'éveille bientôt et grandit ; le petit être, tout
à l'heure objet de colère et d'aversion, devient l'objet
des soins les plus attendris, et de l'attention la plus
craintive. Après quatre ou cinq semaines d'allaitement,
l'attachement est complet; le miracle de la nature a fait
son œuvre ; la mère, que l'idée d'abandon a d'abord pu
hanter, repousse la pensée d'une séparation coupable.

La convalescence doit donc être prolongée au-delà
du séjour à la Maternité, afin de resserrer le lien qui
attache la mère à l'enfant, et de les mettre, l'un et

l'autre, à l'abri des dangers auxquels les expose le dur labeur quotidien.

Les asiles, spécialement organisés pour les nourrices convalescentes et pour leurs nourrissons, auront encore pour objectif l'éducation maternelle, par l'exposé pratique et l'exemple des mesures hygiéniques dont le nouveau-né doit être l'objet. Avec les progrès accomplis dans l'art d'élever les enfants, des notions élémentaires d'hygiène sont indispensables pour aider et suivre le développement de cette toute première période de la vie, si fragile, et exposée à tant de menaces.

Nulle part mieux qu'à la Maternité ou à l'asile de convalescence, les femmes pauvres peuvent être initiées aux détails de l'hygiène infantile. La santé du nouveau-né y est constamment soumise à une observation rigoureuse ; la régularité des fonctions digestives, à laquelle est si intimement liée la croissance de l'enfant, est l'objet d'une attention spéciale ; des pesées quotidiennes d'abord, puis hebdomadaires, permettent d'apprécier mathématiquement si l'alimentation est suffisante ou défectueuse, si la nourrice répond à sa tâche d'une manière irréprochable.

Lorsqu'on doit recourir à l'usage du lait stérilisé, des instructions très explicites et précises sont données sur les procédés usuels et sur la valeur de la stérilisation. L'existence, dans le lait, de germes morbides provenant des poussières atmosphériques, des vases qui le contiennent, des personnes qui le manipulent, de l'animal même qui le fournit, quelquefois de l'eau frauduleusement ajoutée, — demande à être connue; ainsi que la nécessité d'une exposition prolongée à la température de l'eau bouillante, pour détruire ces germes, et rendre le lait absolument inoffensif.

L'importance d'une propreté méticuleuse dans l'entretien des biberons, dans la toilette de l'enfant; les dangers d'une alimentation exagérée ou mal appropriée, sont également mis en évidence.

Entouré de tous les soins nécessaires, l'enfant se développe graduellement, régulièrement, protégé contre les diarrhées et ces dépérissements subits qui causent tant d'alarmes et de préoccupations. Peu à peu, la nourrice s'habitue à toutes ces précautions hygiéniques; elle en constate les heureuses conséquences, et trouve à ses efforts un ample dédommagement de satisfaction et de sécurité.

Cet enseignement pratique de la fonction de nourrice, déjà fort en honneur en Belgique, en Suède, ne permettrait-il pas, autant que la vulgarisation des règles théoriques de l'hygiène, de combattre efficacement les coutumes barbares, les préjugés néfastes des mères et des nourrices mercenaires, lesquels ont fait et font encore, en dépit de la bienfaisante loi Roussel, tant de victimes parmi les nourrissons, et contribuent pour une si large part à la dépopulation?

A l'étranger, l'institution des asiles de convalescence pour les accouchées a revêtu un autre caractère de prévoyance. On a tenté de la substituer, pour le plus grand profit des mères et des enfants, à l'industrie parfois suspecte et trompeuse des bureaux de nourrices.

A Vienne existent des établissements où les mères, avant d'être autorisées à abandonner leur progéniture, doivent remplir un service de nourrice pendant quatre mois, lorsqu'elles sont reconnues aptes à remplir cette fonction. Exceptionnellement, elles peuvent être autorisées à prendre congé au bout de deux mois, moyennant une indemnité de trente à cinquante florins.

A Budapest, un asile accueille les jeunes mères à leur sortie des Maternités, et les abrite jusqu'à ce qu'elles soient suffisamment rétablies pour servir comme nourrices, et que leur enfant soit assez développé pour être confié à des mains étrangères.

Une fondation analogue existe à Saint-Pétersbourg depuis 1852. Les femmes et les filles accouchées, désirant une place de nourrice, y sont, après visite médicale, admises gratuitement pendant quinze jours. Au bout de ce temps, si les résultats de l'allaitement sont favorables, la nourrice peut être placée dans une famille, ou recevoir dans l'établissement 'même, un nourrisson moyennant une rétribution mensuelle.

Cette hospitalisation permet d'exercer une surveillance permanente à la fois sur la nourrice et sur le nourrisson,

et de se mettre en garde contre la fraude et les super-
cheries qui peuvent égarer un examen médical rapide.
On dépiste les maladies susceptibles d'apparaître pendant
la durée de cette période si délicate des relevailles,
maladies qui, en dehors de la contagion, qu'elles peuvent
présenter pour l'enfant, influencent et parfois tarissent
la sécrétion du lait.

En France, où les initiatives généreuses n'ont jamais
manqué, où toujours des cœurs compatissants et des
âmes d'élite ont servi la cause de l'enfance malheureuse,
on a réalisé le projet d'une nourricerie modèle, devant
obvier aux inconvénients et aux dangers de l'élevage
mercenaire, — une sorte d'internat de nourrissons, orga-
nisé avec tout le confort et toute la sécurité de l'hygiène
moderne. Cette Pouponnière, prolongement en quelque
sorte de l'asile de convalescence, est installée près de Ver-
sailles, en pleine campagne. Elle est libéralement ouverte
aux mères délaissées, pitoyables victimes de l'ignorance
et de l'humaine faiblesse, prêtes à l'expiation de la faute
et à la réhabilitation, par la volonté de rester fidèles à
leur devoir maternel. L'enfant les suit dans cet asile
secourable, où il ne connaîtra pas les misères et le dénûment mortels de l'abandon.

Pendant huit mois, aussi longtemps que la loi Roussel
l'exige, la mère nourrice donnera le sein à son propre

enfant, pensionnaire gratuit de la maison, qui pourvoit à tous ses besoins. Au bout de ce temps, la mère garde la surveillance de son enfant, mais donne son sein à un nourrisson étranger. Tel est même l'esprit de prévoyance de l'institution, qu'une tétée quotidienne est conservée au petit sevré, et remplacée, auprès du petit pensionnaire payant, par l'équivalent en lait stérilisé. Ainsi la nourrice n'est jamais séparée de son enfant, et ne le prive ni de son lait, ni de sa sollicitude. En outre, un salaire de trente francs par mois lui permet de se constituer un petit pécule pour l'avenir.

D'autre part, la Pouponnière reçoit, moyennant rétribution, de petits pensionnaires nouveau-nés, ou âgés de moins de deux ans, dont l'éloignement est imposé aux parents par quelque nécessité professionnelle ou sociale. Ces enfants sont confiés, deux par deux, à une nourrice qui, avec son propre enfant, se trouve avoir trois bébés sous sa garde, dont un seul est nourri au sein. Une allocation mensuelle de quarante francs doit être versée pour ce dernier; et trente francs sont payés pour les enfants sevrés. Une pension aussi réduite, mettant d'ailleurs à l'abri de tous frais de layette, berceau, médicaments, médecin, est à la portée des conditions les plus modestes et les plus variées, depuis l'ouvrier, le concierge, le valet de chambre, jusqu'à l'employé de commerce ou d'administration.

Des exonérations, sous forme de bourse ou de demibourse, ajoutent d'ailleurs encore au caractère éminemment philanthropique de l'œuvre.

L'établissement de Porchefontaine, en raison de ses succès, a dû successivement s'agrandir, sans réussir à satisfaire à toutes les demandes suppliantes que provoque, outre la modicité des prix, la sécurité qu'il garantit. Les maladies y sont très rares ; la mortalité n'a compté que trois décès sur quatre-vingt-huit nourrissons pendant l'année 1895. Des mesures sévères de préservation sont d'ailleurs rigoureusement prescrites ; l'entrée est interdite à tout étranger susceptible d'apporter des germes de contagion. Les nourrices, lorsqu'elles sont admises avec leur enfant, sont placées en observation pendant quinze jours dans un pavillon spécial, et n'ont, avant ce temps, aucun rapport avec les autres pensionnaires. Une infirmerie, complètement isolée et desservie par un personnel particulier, est destinée aux petits malades, qui sont aussitôt éloignés de leurs petits compagnons.

Grâce à toutes ces précautions, à la surveillance régulière du Dr Parelle, et à celle du comité médical présidé par le Dr Sevestre ; grâce au dévouement et à la générosité de sa noble fondatrice, Mme Georges Charpentier, et de ses dignes émules, — l'œuvre de la Pouponnière a conquis tous ses droits à la confiance des mères, tous ses titres parmi les institutions modernes d'assistance maternelle et infantile ; elle mérite d'être proposée comme un type de nourricerie modèle, et d'être imitée par les grandes villes, par les municipalités, par tous ceux que préoccupe cette grave question du sauvetage de l'Enfance.

Il est désormais établi que la mortalité du premier âge, amenée par la misère et l'abandon, ne peut être victorieusement combattue que par l'hospitalisation préventive et consécutive à la naissance.

Dès le sein maternel, — comme le voulaient les législateurs de la Révolution, — l'enfant et, nécessairement, la mère doivent être l'objet de l'attention publique, et de nos préoccupations humanitaires. En vain, quelques esprits austères s'indigneront-ils, et taxeront de mesure immorale, de prime à l'inconduite, les secours libéralement attribués à la mère fautive et délaissée. La pitié humaine ne se détournera pas de ces deux êtres confondus dans une même détresse, et dans un commun besoin d'assistance.

Elle n'est d'ailleurs pas exclusivement coupable, la malheureuse que n'ont prémunie, contre les séductions et les entraînements de la faute, — ni la vigilance d'un guide sûr et prévoyant, — ni la saine raison, — ni l'éducation morale sommaire, — ni les mœurs ambiantes, — ni les lois, dont la sévérité s'attache à la créature la plus faible, et dont l'indulgence excessive couvre le complice le plus fort, le plus insouciant, et parfois le plus indigne ! La société encourt une part de responsabilité; elle ne saurait se soustraire à un impérieux devoir de solidarité,

ni à l'atténuante action de cette justice excellemment
dite réparative. Beaucoup d'abandonnées se relèveront
dans l'estime publique, dès qu'on les aidera efficacement,
qu'on leur tendra une main secourable, qu'on les affran-
chira de cet ostracisme inhumain, que l'erreur vulgaire
inflige, bien plus au produit, à la preuve de la faute, qu'à
la faute elle-même !

Et l'enfant, innocent et faible, embryon d'humanité
qu'anime l'étincelle de vie, n'a-t-il pas le droit de naître,
et le droit de vivre? Son cri de souffrance ne s'élève-t-il
pas au-dessus des pudibondes clameurs? Et son appel
désespéré ne peut-il émouvoir les moralistes les plus
sévères, attendrir les cœurs les plus endurcis? « L'enfant, — pour emprunter les paroles d'Alexandre Dumas
fils, qu'inspirait une haute philanthropie, — n'est-il
pas, au milieu de toutes les catastrophes qui résultent
des inepties humaines, le seul être véritablement inté-
ressant, qui mérite que l'on vienne toujours, sans cesse,
sans restriction à son secours, parce qu'il peut être toujours malheureux, sans avoir jamais été coupable! »

Cédons sans contrainte au sentiment de commiséra-
tion et d'humaine justice qu'inspire l'enfance miséreuse.
Ayons pour elle cette charité de saint Vincent de Paul
qui « ouvre les bras et ferme les yeux ». Consacrons-lui
nos peines et nos deniers sans compter. Faisons surtout
que la plus grande somme de bien résulte de nos efforts.

Le salut de l'enfant dépendant étroitement de l'accom-

plissement du devoir maternel, — toutes les mesures
doivent être prises, en vue de sauvegarder la mère, et
d'éloigner d'elle l'idée et la nécessité de l'abandon.

Le bénéfice du secours doit être accordé dès la période
de gestation, et continué jusqu'au terme des relevailles,
jusqu'au sevrage de l'enfant. Pour réaliser cette œuvre
essentielle, fondamentale, et la mettre en pleine valeur,
l'exemple de Paris et des grandes villes doit être partout
imité. Tout grand centre, comme le nôtre, doit élever
sur un terrain spacieux, aux portes de la cité, un asile
pour recueillir les femmes enceintes délaissées ; un
autre asile pour les accouchées convalescentes, auquel
serait annexée une crèche interne ou pouponnière.

Ces différents services, centralisés sous une même
administration, seraient distincts et installés avec toute
la simplicité, et, en même temps, selon toutes les exigences de l'hygiène moderne. L'hospitalité en serait large,
bienveillante, humaine, inaccessible aux investigations
humiliantes et tracassières, fermée à toutes les indiscré-
tions, moralisatrice par le travail réparateur et la soumission au devoir maternel, exempte de tous les dangers
de maladie qu'une surveillance médicale quotidienne
peut prévenir. — Et dans notre belle contrée, où la nature
se fait si douce et si clémente, l'Assistance locale, ainsi
dotée, n'enregistrera plus, au détriment de la première
enfance, cette mortalité lamentable qui, en dépit des
progrès accomplis, nous ramène aux plus mauvais jours

de l'industrie nourricière, et aux pires époques d'ignorance et d'inhumanité !

Une mortalité de soixante-cinq pour cent des nouveau-
nés, abstraction faite des petits prématurés et des
débiles, que la mort enlève dès les premiers jours,
réclame des mesures urgentes.

Objectera-t-on la nécessité de lourds crédits pour faire
face aux charges nouvelles? Mais le budget départemen-
tal prévoit déjà la part importante des petits assistés,
et chercher à rendre cette part, plus considérable peut-
être, mais plus productive, plus fertile en rendement
humain, ne peut que rencontrer des adhésions et des
partisans, au double point de vue financier et moral.
De son côté, l'État ne saurait refuser longtemps ses subsides, ni différer l'heure, où sera déclarée nationale
toute dépense affectée à l'hospitalisation des mères clan-
destines, et à l'élevage des enfants de naissance mysté-
rieuse. Enfin, sur cet « admirable terrain neutre de la
charité, où les bonnes volontés se rejoignent, où les
partis pris abdiquent, terrain d'entente et de concorde,
où le dévouement rapproche les cœurs, élève les âmes »,
— ainsi que l'exprime éloquemment Paul Strauss, —
l'œuvre collective rencontrera des concours généreux,
de nobles esprits dont le libéralisme, la bonté prévoyante contribueront par des dons, des legs, à la
prospérité d'une institution vouée au soulagement des
misères sociales.

Quelles considérations budgétaires pourraient l'emporter d'ailleurs sur l'intérêt sacré de la Patrie ? Le mal de dépopulation qui la désole, et la livre à la merci des pays rivaux et prolifiques, appelle d'énergiques et prompts remèdes. Pour réparer les pertes, ramener la vigueur, raviver l'essor de la race, la Science nous invite à répandre un peu de bien-être, et de sécurité matérielle et morale dans les masses profondes et souffrantes, — véritables sources du capital humain et de la prospérité nationale. Notre devoir est formel, imprescriptible : nous devons ouvrir nos esprits et nos cœurs aux larges idées de solidarité et de justice qui sont la sauvegarde de la société ; et nous devons être prêts à tous les sacrifices que commandent le relèvement et la grandeur de la Patrie.

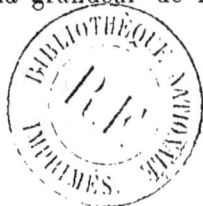

Tours, 6 décembre 1896.

Tours, imprimerie Deslis Frères, 6, rue Gambetta.

www.ingramcontent.com/pod-product-compliance
Lightning Source LLC
Chambersburg PA
CBHW060501210326
41520CB00015B/4049